Those Icky Sticky Smelly Cavity-Causing but... Invisible Germs

Esos Sucios Pegajosos Olorosos Causantes de Caries pero... Invisibles Gérmenes

Written by/Escrito por
Judith Anne Rice

Illustrated by/Ilustraciones de
Julie Ann Stricklin

Photographs by/Fotos de
Petronella J. Ytsma

Redleaf Press

Published by Redleaf Press
a division of Resources for Child Caring
10 Yorkton Court
St. Paul, MN 55117
Visit us online at www.redleafpress.org.

© 1997 Judith Anne Rice
Illustrations by Julie Ann Stricklin
Photographs by Petronella J. Ytsma
Translation by Rodolfo G. Trujillo and Laura J. Westlund

Redleaf Press books are available at a special discount when purchased in bulk (1,000 or more
copies) for special premiums and sales promotions. For details, contact the sales manager at
800-423-8309.

Library of Congress Cataloging-in-Publication Data

Rice, Judith Anne, 1953-
    Those icky sticky smelly cavity-causing but—invisible germs / written by
Judith Anne Rice; illustrated by Julie Ann Stricklin = Esos sucios pegajosos
olorosos causantes de caries pero—invisibles gérmenes / escrito por Judith
Anne Rice; ilustraciones de Julie Ann Stricklin.
        p.   cm.
    Summary: English and Spanish text presents the importance of dental health
and the care of the teeth.
        ISBN 1-884834-30-2 (alk. paper)
    1. Teeth—Care and hygiene—Juvenile literature. [1. Teeth—Care and
hygiene. 2. Spanish language materials—Bilingual.]
I.Stricklin, Julie, ill. II. Title.
  RK63.R53   1997
  617.6—dc21

                                                                    97-9059
                                                                      CIP
                                                                      AC

Manufactured in the United States of America

Dedicated to:

Richard and Lorraine Rice
Curt and Elaine Heidenreich
Pamela and Thomas Newcome
Marge Bleakmore
Frances Franey

Dedicado a:

Richard y Lorraine Rice
Curt y Elaine Heidenreich
Pamela y Thomas Newcome
Marge Bleakmore
Frances Franey

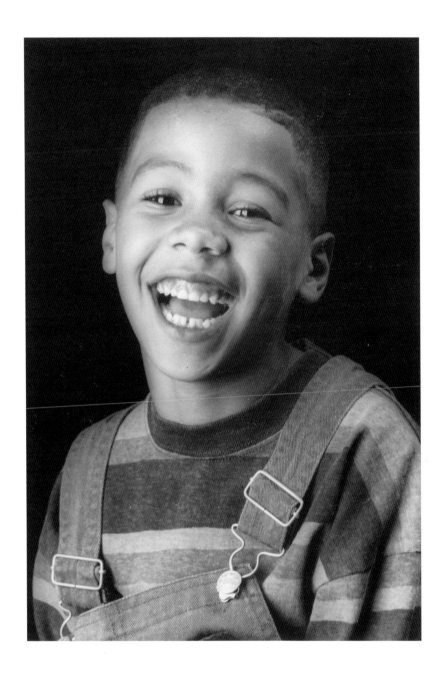

This is Sal. He is a typical seven-year-old boy, except he always remembers to brush his teeth. Do you know why?

Este es Sal. Es un típico niño de siete años excepto que él siempre recuerda cepillar sus dientes. ¿Sabes por qué?

During breakfast, some icky, sticky, smelly, cavity-causing but invisible germs got on his teeth. The kind of germs that can cause bad breath.

And if you could see them, maybe they would look like...

Durante el desayuno, unos sucios, pegajosos, olorosos, causantes de caries, pero invisibles gérmenes se pegaron en sus dientes. Estos gérmenes pueden causar mal aliento.

Y si pudieras verlos, probablemente se verían...

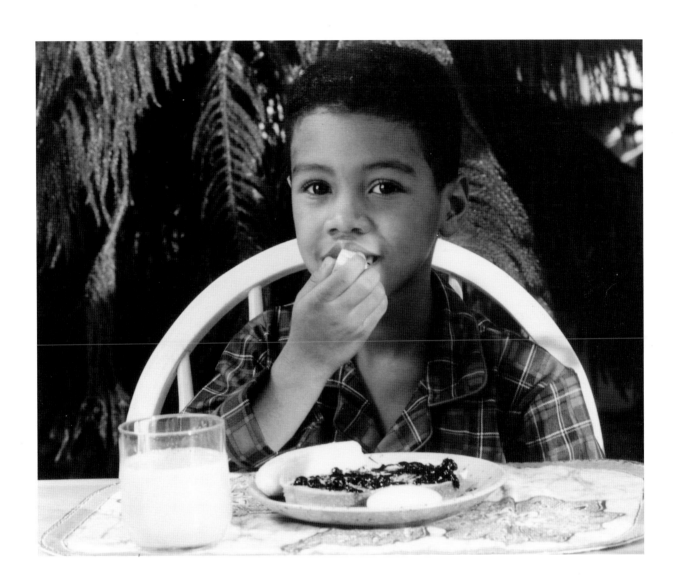

This!
¡Así!

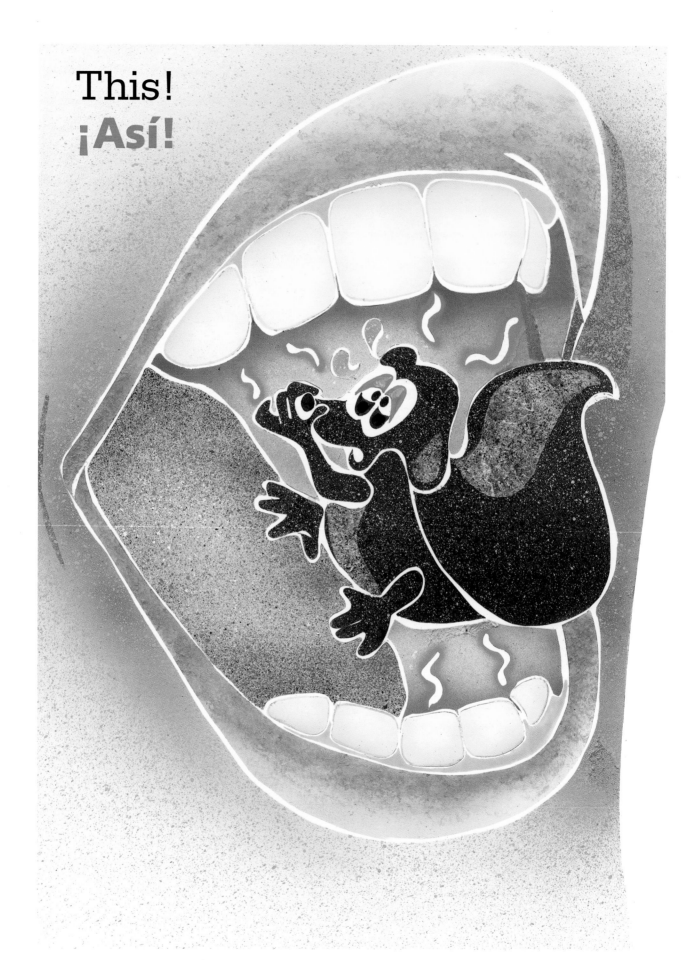

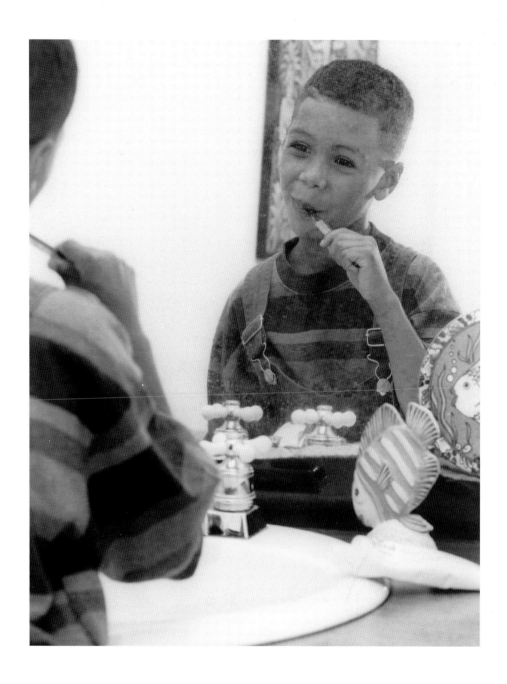

So Sal did what he does every morning after breakfast. He brushed his teeth.

Y Sal hizo lo que hace cada mañana después del desayuno. El se cepilló los dientes.

He couldn't hear them, but while he brushed and rinsed, brushed and rinsed...

"Holy halitosis!" screamed the germs that can give you bad breath, as they went swirling, whirling down the drain.

El no podía oírlos, pero mientras se cepillaba y enjuagaba, se cepillaba y enjuagaba...

"Santa halitosis," gritaban los gérmenes que te causan mal aliento mientras se iban en un remolino dando vueltas por el drenaje.

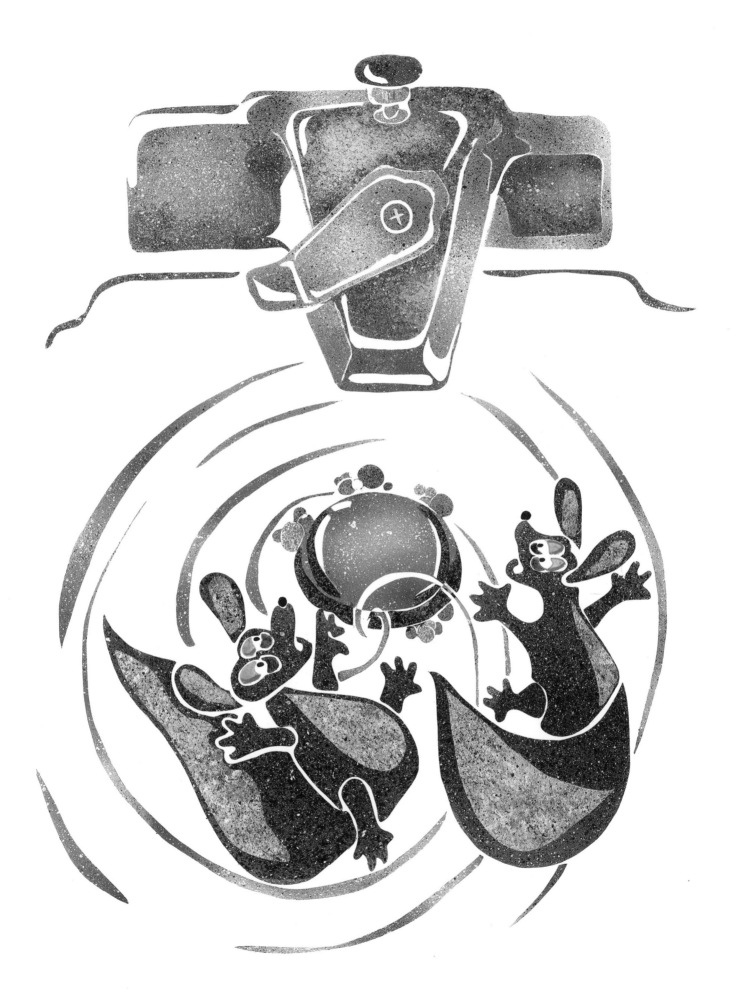

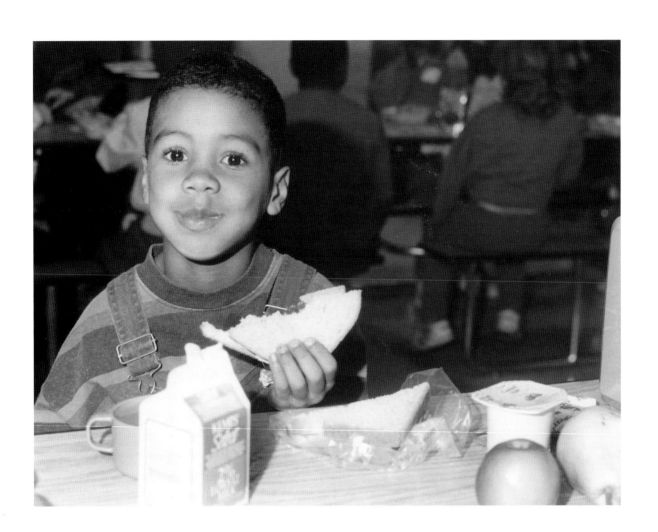

Later, while Sal was eating lunch, another crew of germs came along. They were icky, sticky, smelly, cavity-causing but invisible germs. The kind of germs that make plaque, which covers your teeth and can turn them yellow. And if you could see them, maybe they would look like...

Más tarde, mientras Sal estaba almorzando, vino otra pandilla de gérmenes. Eran sucios, pegajosos, olorosos, causantes de caries, pero invisibles. Eran esos gérmenes que hacen la placa que cubre tus dientes y que los pone amarillos. Y si pudieras verlos, probablemente se verían...

This!
¡Así!

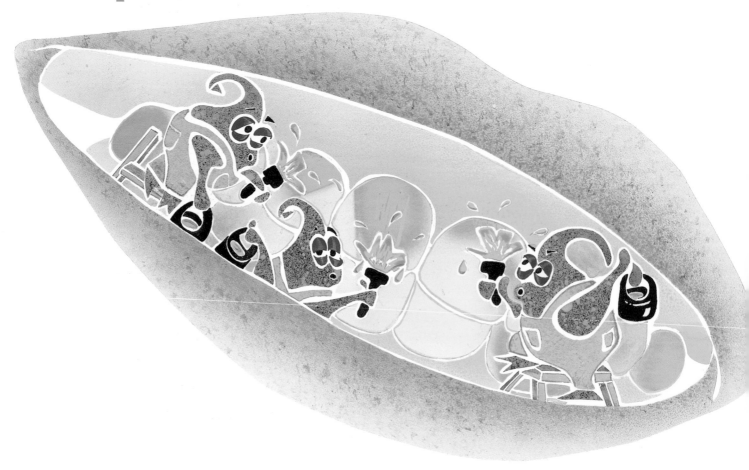

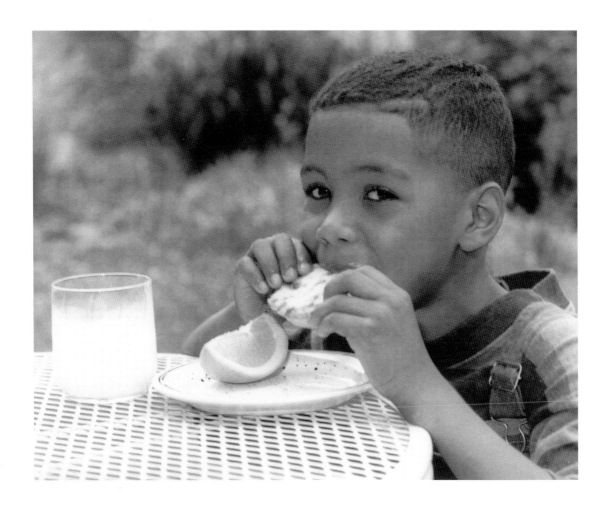

In the afternoon, while Sal was eating a snack, some icky, sticky, smelly, cavity-causing but invisible germs got on his teeth. The kind of germs that stick to your teeth and make them feel icky. And if you could see them, maybe they would look like...

Esa tarde, cuando Sal tomaba un bocado, unos sucios, pegajosos, olorosos, causantes de caries, pero invisibles gérmenes se pegaron en sus dientes. La clase de gérmenes que pueden pegarse en tus dientes y hacen que los sientas sucios. Y que si los pudieras ver, probablemente se verían...

This!
¡Así!

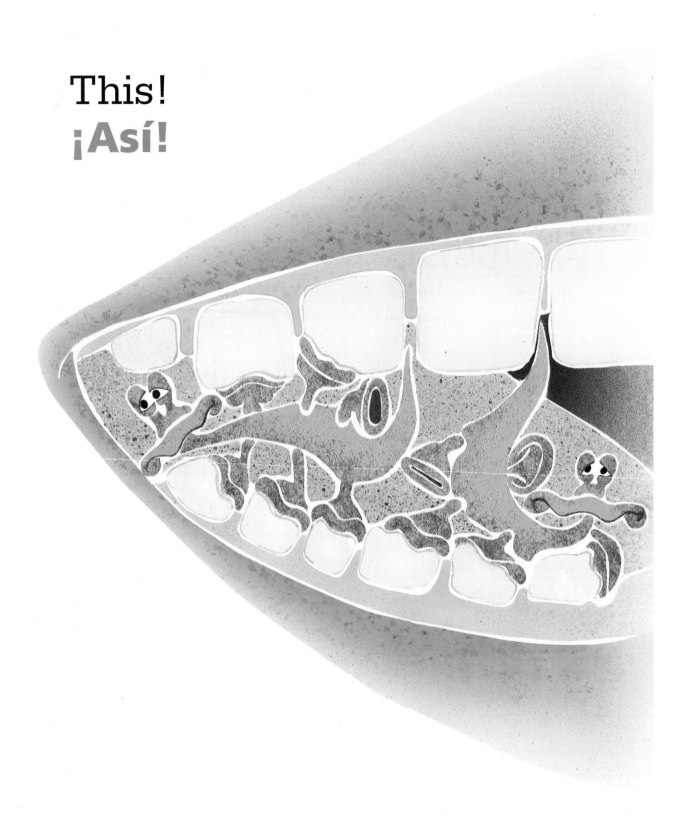

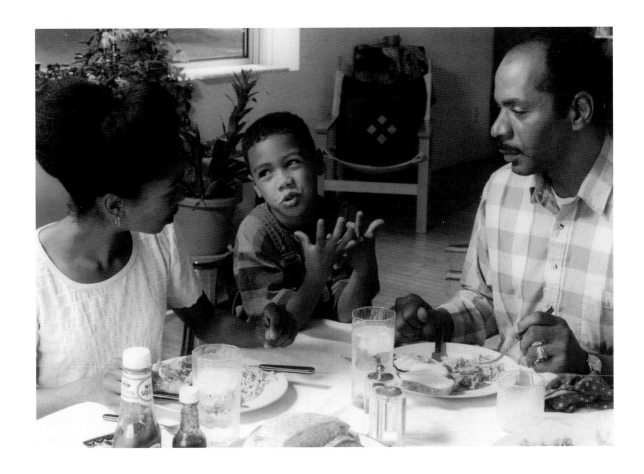

That evening, as Sal was eating dinner with his family, some icky, sticky, smelly, cavity-causing but invisible germs got on his teeth. The kind of germs that can make cavities in your teeth. And if you could see them, maybe they would look like...

Esa noche, mientras Sal cenaba con su familia, unos sucios, pegajosos, olorosos, causantes de caries, pero invisibles gérmenes se pegaron en sus dientes. La clase de gérmenes que pueden hacer caries en tus dientes. Y que si los pudieras ver, probablemente se verían...

This!
¡Así!

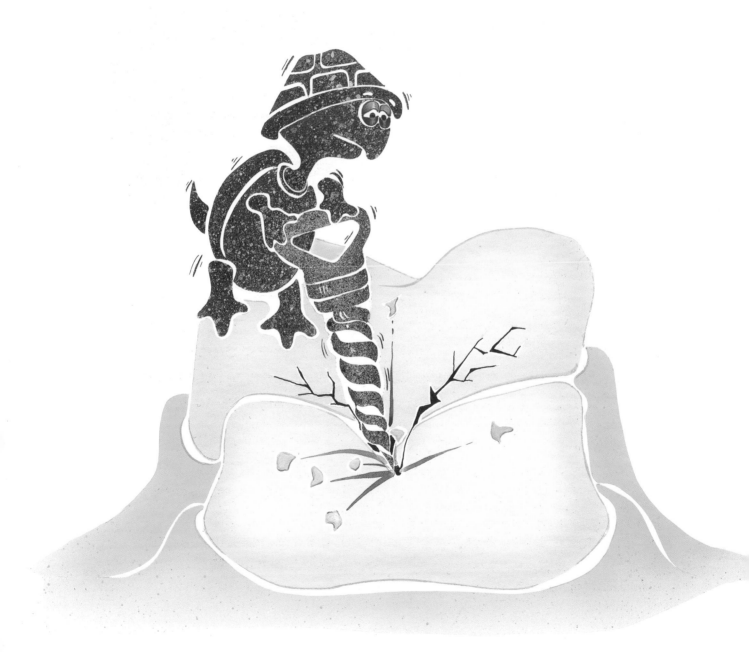

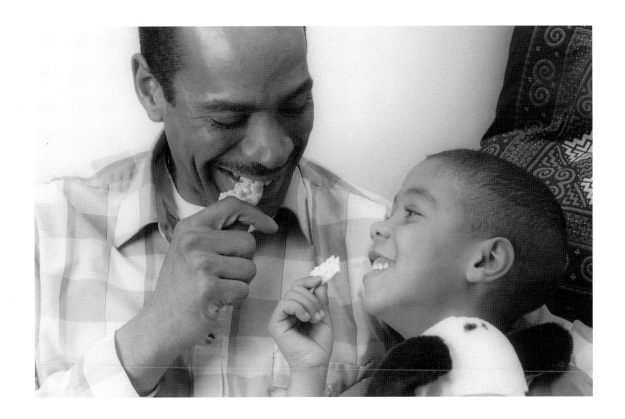

At the end of the day, while Sal was enjoying a bedtime snack, the worst, most icky, sticky, smelly, cavity-causing but invisible germs got on his teeth. The kind of germs that make tartar, which is terribly tough on your teeth. And if you could see them, maybe they would look like...

Al final del día, mientras Sal estaba disfrutando una golosina antes de dormir, los peores, los más sucios, los más pegajosos, los más olorosos, causantes de caries, pero invisibles gérmenes se pegaron en sus dientes. Los gérmenes que pueden hacer sarro, que es terrible para tus dientes. Y si pudieras verlos, probablemente se verían...

This!
¡Así!

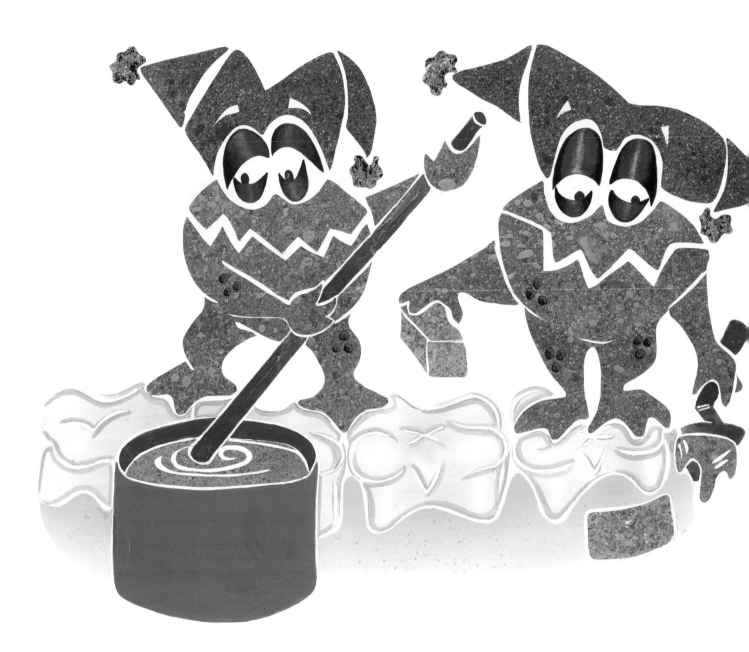

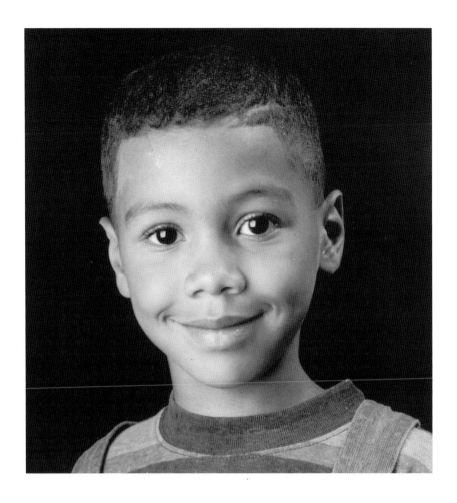

Now Sal's teeth were covered with icky, sticky, smelly, cavity-causing but invisible germs. Thank goodness Sal knows what all of us need to know—how to get rid of the germs in our mouths.

Ahora los dientes de Sal están cubiertos con sucios, pegajosos, olorosos, causantes de caries, pero invisibles gérmenes. Menos mal que Sal sabe lo que todos nosotros necesitamos hacer para librarnos de los gérmenes de la boca.

Sal brushed his teeth with a dot of toothpaste and lots of water. He couldn't hear them, but while he brushed and rinsed, brushed and rinsed...

"Sufferin' succotash!" shouted the germs that make plaque on your teeth, as they went swirling, whirling down the drain.

"Aw fiddlesticks!" yelled the germs that stick to your teeth, as they went swirling, whirling down the drain.

"Egads!" cried the germs that make cavities in your teeth, as they went swirling, whirling down the drain.

Sal se cepilló los dientes con un poco de pasta dental y mucha agua. El no podía oírlos, pero mientras se cepillaba y enjuagaba, se cepillaba y enjuagaba...

"Chispas" gritaban los gérmenes que hacen la placa en tus dientes mientras se iban en un remolino, dando vueltas por el drenaje.

"Hay caramba" gritaban los gérmenes que se pegan en tus dientes mientras se iban en un remolino, dando vueltas por el drenaje.

"Diablos" lloraban los gérmenes que hacen caries en tus dientes mientras se iban en un remolino, dando vueltas por el drenaje.

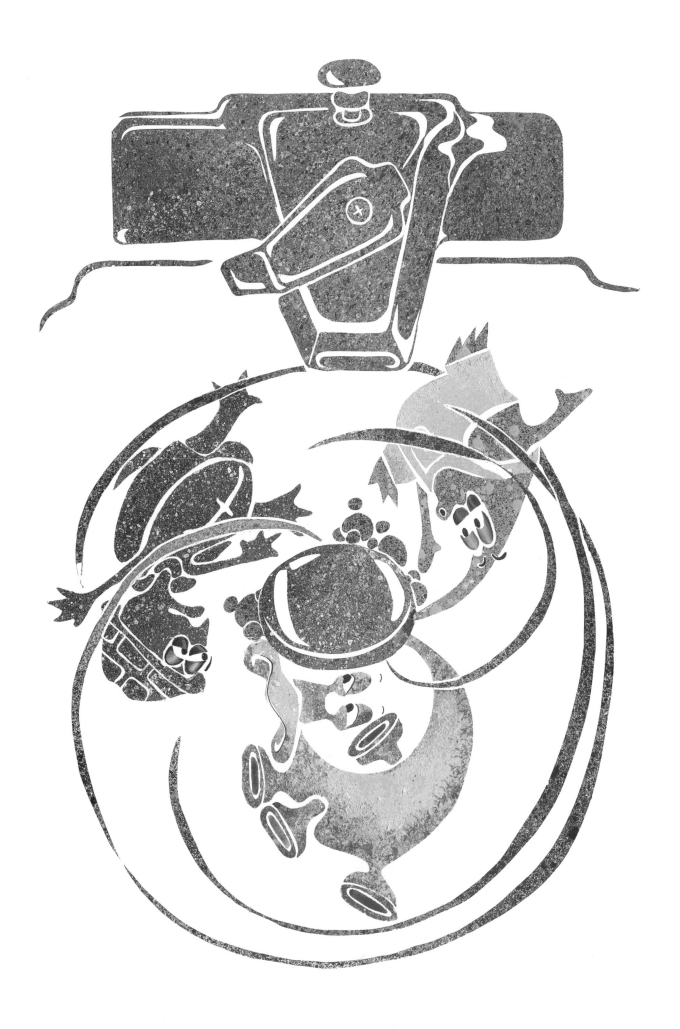

Now, do you think that was the end of all those icky, sticky germs???

Oh, no...

There were some germs left behind. The ickiest, stickiest, smelliest, cavity-causingest but most invisiblest germs of all. The kind of germs that make tartar. They were building up near the gums of Sal's teeth.

Ahora, ¿crees que eso es el fin de esos sucios, pegajosos gérmenes???

Oh no...

Había unos que se quedaron. Los más sucios, los más pegajosos, los más olorosos, causantes de caries, pero más invisibles que todos. Los gérmenes que hacen el sarro. Ellos se estaban acumulando cerca de las encías de los dientes de Sal.

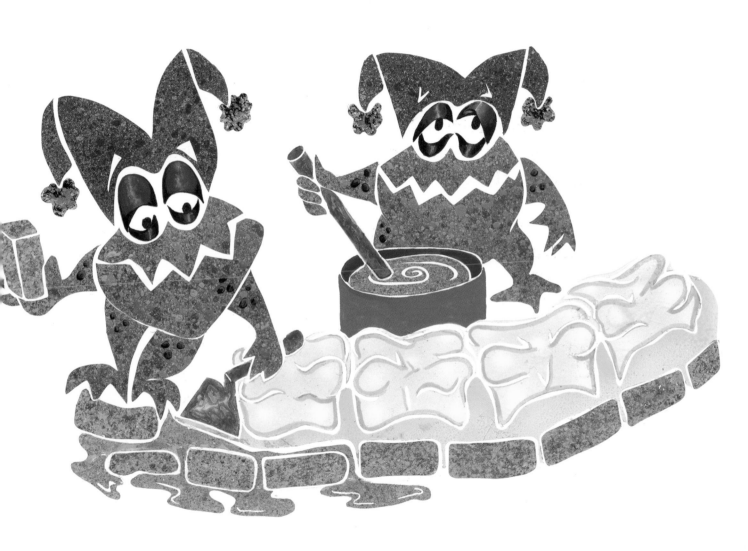

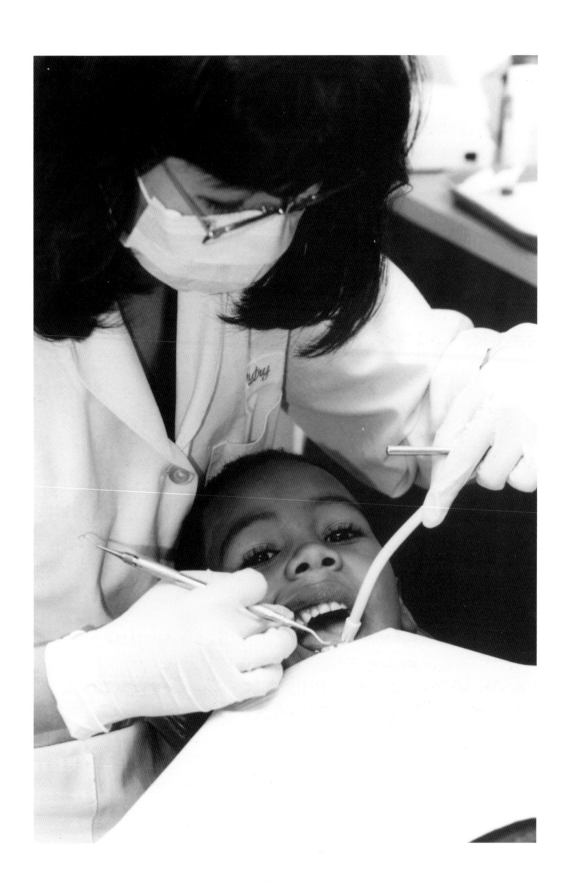

Tartar builds up over time. And it is tough to remove. But being the wonderfully intelligent child that Sal is, he knows all about tartar and how to get rid of it.

The next day, Sal had an appointment for his six-month checkup at the dentist's office.

The dental hygienist cleaned Sal's teeth and used special instruments to remove the tartar germs. The dentist checked Sal's teeth for cavities and took x-rays of his teeth.

El sarro se acumula todo el tiempo y es difícil de remover. Pero desde el principio, como inteligente y maravilloso niño que es, Sal sabe todo acerca del sarro y cómo deshacerse de él.

Al día siguiente, Sal tuvo una cita para su chequeo de cada seis meses en la oficina de la dentista.

La higienista le limpió los dientes y utilizó instrumentos especiales para remover el sarro. La dentista le revisó los dientes para buscar caries y le tomó rayos-X.

Sal smiled as he left the dentist's office with clean, healthy teeth and said, "See you in six months, Dr. Costello."

Sal sonrió cuando se fue de la oficina de la dentista con sus dientes limpios y sanos. Dijo, "Nos vemos en seis meses, Dr. Costello."

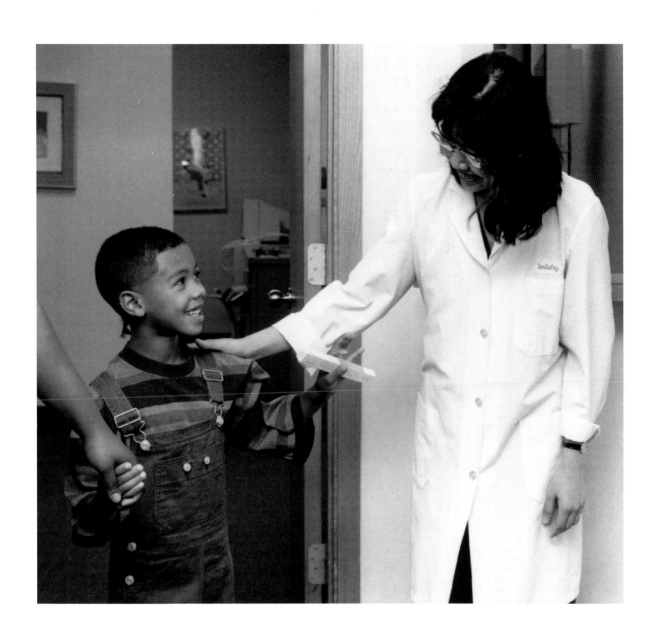

Even though Sal knew that all those icky, sticky, smelly, cavity-causing but invisible germs would be back, he felt safe and happy because he knew what you need to know.

Aunque Sal sabía que todos esos sucios, pegajosos, olorosos, causantes de caries pero invisibles gérmenes volverían, él se sintió feliz y seguro porque sabía lo que tú necesitas saber.

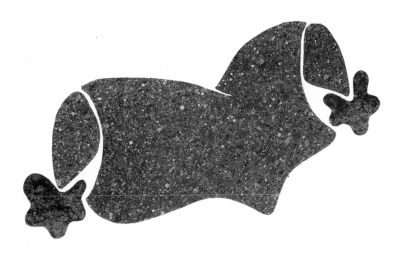

Brushing your teeth and visiting the dentist
help you have a healthy, happy smile!

¡Cepillar tus dientes y visitar al dentista te
ayudan a tener una sonrisa feliz y sana!

Dental Health: For Your Information

Limit the number of snacks that your child eats to three or four per day. Most foods produce acids that can damage teeth.

Never let infants or toddlers go to sleep with a bottle of milk or juice. The overexposure to sugar can eventually result in a condition called "baby bottle tooth decay." If a child sleeps with a bottle, fill it with water.

Children should start visiting a dentist at one year of age, with checkups every six months.

Morning and evening toothbrushing should be a well-established routine by the age of three.

Young children should use a pea-sized dab of toothpaste, not the thick swirl used by adults.

Salud dental: para su información

Limite la cantidad de las golosinas que su higo ingiere a tres o cuatro por día. La mayoría de las comidas producen ácidos que pueden causar daño a los dientes.

Nunca deje que los niños o bebés se queden dormidos con una botella de leche o de jugo. La extrema exposición al azúcar puede, eventualmente, causar caries del tipo "baby bottle tooth decay." Si un niño debe dormir con un biberón, llénelo con agua.

Los niños deben empezar a ir al dentista al cumplir un año de edad, con chequeos cada seis meses.

Para cuando cumplan tres años, el cepillado de dientes por la mañana y por la noche debe ser ya una rutina establecida.

Los niños pequeños deben usar una pequeña porción de pasta dentífrica, del tamaño de una arveja, no la cantidad usada por los adultos.